Gichuhi Joe Wanyoike
Nabbugodi Willy Fred
Mugo Nelly

# Prevalência de ITU, etiologia microbiana, padrão de sensibilidade aos antibióticos

Gichuhi Joe Wanyoike
Nabbugodi Willy Fred
Mugo Nelly

# Prevalência de ITU, etiologia microbiana, padrão de sensibilidade aos antibióticos

ScienciaScripts

**Imprint**
Any brand names and product names mentioned in this book are subject to trademark, brand or patent protection and are trademarks or registered trademarks of their respective holders. The use of brand names, product names, common names, trade names, product descriptions etc. even without a particular marking in this work is in no way to be construed to mean that such names may be regarded as unrestricted in respect of trademark and brand protection legislation and could thus be used by anyone.

Cover image: www.ingimage.com

This book is a translation from the original published under ISBN 978-3-639-86098-6.

Publisher:
Sciencia Scripts
is a trademark of
Dodo Books Indian Ocean Ltd. and OmniScriptum S.R.L publishing group

120 High Road, East Finchley, London, N2 9ED, United Kingdom
Str. Armeneasca 28/1, office 1, Chisinau MD-2012, Republic of Moldova, Europe
Printed at: see last page
**ISBN: 978-620-8-09990-9**

## DEDICAÇÃO

Este livro é dedicado aos meus pais, cujo amor, carinho e orientação tornaram os meus estudos possíveis e agradáveis.

**Reconhecimento**

Quero agradecer a Deus todo-poderoso pela minha boa saúde enquanto concluo o meu mestrado em Obstetrícia e Ginecologia

Gostaria também de expressar os meus agradecimentos e apreço à Marie Stopes Kenya por me ter patrocinado durante o programa.

Os meus sinceros agradecimentos e apreço aos meus supervisores, Dr. Gichuhi Wanyoike e

Dr.ª Nelly Mugo pelo seu tempo, conselhos amáveis e orientação profissional até à conclusão desta dissertação.

Quero agradecer sinceramente a todos os consultores, professores, técnicos superiores e aos meus colegas do Departamento de Obstetrícia e Ginecologia por terem dedicado o seu tempo a dotar-me de conhecimentos e competências durante a formação.

Gostaria também de expressar a minha gratidão ao pessoal do laboratório e às parteiras das enfermarias pré-natais e da clínica pré-natal que trabalharam incansavelmente na recolha de dados e na cultura das amostras de urina para que este projeto fosse um sucesso.

**LISTA DE ABREVIATURAS**

ANC ___ Antenatal Clinic

ASB ____Asymptomatic Bacteriuria

ERC____ Ethics and Research Committee

HIV ____Human Immunodeficiency Virus

KNH ___Kenyatta National Hospital

LNMP__ Last Normal Menstrual Period

LAPs__ Lower Abdominal Pains

MMED _Master of Medicine

SPSS__ Statistical Package for Social Sciences

UON __University of Nairobi

UTI ___Urinary Tract Infection

WHO_ World Health Organization

MDGs- Millennium development goals

CFU—colon forming units

## RESUMO

**Fundo.**

A dor abdominal inferior é uma das queixas mais comuns entre as mulheres no período pré-natal. Na ausência de serviços laboratoriais acessíveis, a infeção é um diagnóstico presuntivo. Este facto é justificado pelas complicações feto-maternas de uma infeção do trato urinário não tratada durante a gravidez. Por conseguinte, os antibióticos são frequentemente prescritos empiricamente. Na ausência de varetas e de serviços de microbiologia à beira do leito, isto resulta numa prescrição excessiva de antibióticos com complicações precedentes, incluindo, mas não se limitando a, agentes microbianos resistentes na população.

Embora a infeção do trato urinário seja uma causa comum de dores no baixo ventre durante a gravidez, existem outras causas. Em segundo lugar, é do interesse de uma instituição delinear os padrões de sensibilidade aos antibióticos para aconselhar a utilização adequada de antibióticos para infecções relevantes.

**Objectivos da investigação**: Determinar a prevalência de infeção do trato urinário como causa de dores no baixo ventre entre as mulheres que frequentam as clínicas pré-natais e a sala de partos do Hospital Nacional Kenyatta, bem como determinar a etiologia microbiana e definir o padrão de sensibilidade aos antibióticos habitualmente utilizados.

**Conceção do estudo:** Foi realizado um estudo transversal entre 150 mulheres pré-natais com consentimento, com mais de 20 semanas de gravidez, que frequentavam as unidades pré-natais e de maternidade do Hospital Nacional Kenyatta com dores abdominais inferiores e que não estavam em trabalho de parto.

**Métodos:** Os participantes foram recrutados entre as mulheres no período pré-natal nas clínicas e enfermarias de cuidados pré-natais, utilizando critérios definidos. Foi-lhes explicado e solicitado que consentissem voluntariamente. A inclusão foi efectuada por amostragem consecutiva até se atingir o tamanho de amostra desejado. Os dados foram recolhidos através de um questionário estruturado e analisados com recurso ao software SPSS. Foram recolhidos dados obstétricos e sociodemográficos e uma amostra de urina limpa a meio do jato de cada uma das mulheres para análise com fita adesiva, microscopia, cultura e sensibilidade. A urina foi cultivada em meios de cisteína-lactose-eletrólito deficiente (CLED) e ágar-sangue. Neste estudo, qualquer organismo isolado com contagens de colónias superiores a 100000/ml de urina foi considerado significativo e indicativo de uma ITU. A identificação bacteriana foi efectuada utilizando os métodos de Cowen e Steele. Os padrões de sensibilidade aos antibióticos foram estudados utilizando os discos AKH 3/5.

**RESULTADOS:**

Um total de 150 mulheres pré-natais foram recrutadas para este estudo e foram todas analisadas. De acordo com os critérios de cultura de colónias superiores a 100.000/ml de urina, o estudo encontrou uma prevalência de ITU entre as mulheres pré-natais que apresentavam dores abdominais inferiores no Kenyatta National Hospital de 26,7%. Os agentes patogénicos bacterianos predominantes foram a Escherichia coli, com 40%, seguida de estafilococos spp, com 25%, e Klebshiella spp, com 10%. Também se registaram espécies de enterococus, enterobacter e citrobacter. As bactérias gram-negativas isoladas eram 100% sensíveis ao meropenem, imepenem, augmentin, ceftazidima e levofloxacina e cerca de 81% à cefuroxima. As bactérias apresentaram uma resistência significativa à gentamicina e à ampicilina de até 80%. As bactérias gram positivas isoladas foram 100% sensíveis à augmentina, à cefuroxima, à ceftriaxona, à ceftazidima, ao meropenem e ao imepenem, mas mostraram uma resistência significativa à levofloxacina, à gentamicina, à nitrofurantoína e à ampicilina entre 20% e 80%.

**Conclusões**

A prevalência de ITU entre as mulheres grávidas que apresentavam dores abdominais inferiores foi de 26,7%. O perfil microbiano incluiu E.coli em 40%, estafilococos em 25% e outras espécies gram-negativas

Tanto os isolados gram-positivos como os gram-negativos apresentaram uma sensibilidade de 100% à augmentina, à ceftriaxona, ao meropenem e ao imepenem e uma sensibilidade e resistência parciais à cefuroxima, à gentamicina, à levofloxacina, à nitrofurantoína e à ampicilina de até 80%

**Recomendações**

A prevalência de ITU foi de 26,7% entre as mulheres pré-natais que apresentavam LAPs no KNH, pelo que não há justificação para a utilização empírica de antibióticos. Recomendamos o rastreio de rotina de todas as mães pré-natais com dores abdominais inferiores através de testes de urina para determinar a presença de ITU antes de iniciar a administração de antibióticos. O Augmentin é universalmente muito eficaz contra todos os micróbios e é recomendado para uso empírico quando não existem instalações laboratoriais disponíveis. Devido à elevada resistência à Ampicilina e à

Gentamicina recomendamos que cada um destes medicamentos não seja utilizado empiricamente no tratamento de ITU.

**ANTECEDENTES**

A dor abdominal inferior é uma queixa comum na gravidez e uma das causas comuns é a infeção do trato urinário, que é a infeção bacteriana mais comum na humanidade (34, 35). A infeção do trato urinário é o crescimento e a multiplicação de microrganismos no trato urinário, que inclui os órgãos que recolhem, armazenam e eliminam a urina do corpo, ou seja, o rim, o ureter, a bexiga e a uretra.

A infeção do trato urinário afecta milhões de pessoas em todo o mundo, crianças e adultos, homens e mulheres (5). No entanto, é mais frequente nas mulheres devido ao facto de a uretra feminina ser mais curta e mais larga e à sua proximidade com o ânus. As bactérias do reto podem facilmente passar para a uretra e causar infeção (9).

A infeção do trato urinário nas mulheres é mais prevalente durante a gravidez, com uma taxa de 1235% (3, 19). Isto deve-se às várias alterações anatómicas, fisiológicas e bioquímicas da gravidez, juntamente com as alterações estruturais causadas pelo útero grávido na pélvis. O aumento dos níveis de progesterona leva à redução do tónus ureteral, vesical e uretral com dilatação e estase de urina. O aumento da taxa de filtração glomerular leva a um aumento do volume de urina, glicosúria e proteinúria que formam bons meios de cultura para as bactérias; o útero grávido comprime o ureter causando estase e dilatação que levam à infeção nos rins (6).

A infeção do trato urinário pode ocorrer como bacteriúria assintomática com uma prevalência de 2-13%. Isto acontece quando até 100 000 unidades formadoras de cólon de bactérias patogénicas são cultivadas a partir da urina sem quaisquer sintomas urinários. Quando não tratada, 20-30% evolui para pielonefrite (12).

A infeção do trato urinário também ocorre na forma sintomática como pielonefrite envolvendo os rins, como cistite envolvendo a bexiga com sintomas clínicos de disúria, frequência supra-púbica e dores no lombo, juntamente com febre e náuseas e vómitos.

Os factores predisponentes para a infeção do trato urinário incluem o sexo feminino, a gravidez, a falta de higiene geral e perineal, a idade jovem, a multiparidade, a diabetes mellitus, a doença falciforme, o tratamento anterior para ITU, o baixo estatuto socioeconómico, a bacteriúria assintomática e as relações sexuais (20).

A infeção do trato urinário é causada principalmente por organismos gram-negativos que incluem E.Coli 60-70%, Klebshiella 10%, Proteus 5-10%, Pseudomonas 2-5%, bactérias gram-positivas, estreptococos do grupo B e espécies de estafilococos (1). Estes organismos provêm principalmente dos órgãos genitais externos, da vagina, do trato genital, do reto e do trato gastrointestinal.

Tanto a bacteriúria assintomática como a ITU sintomática estão associadas a resultados adversos na gravidez. Vários investigadores demonstraram que a ITU resulta em bebés com baixo peso à nascença, atraso no crescimento intrauterino, parto pré-termo e bebés prematuros, morte fetal intra-uterina e aumento da mortalidade e morbilidade perinatais. As complicações maternas incluem anemia, pré-eclâmpsia, insuficiência renal, septicemia e síndrome respiratória do adulto. (26)

Dado que a mãe e o feto correm tantos riscos devido a uma infeção do trato urinário na gravidez, é importante que tanto a bacteriúria assintomática como a ITU sintomática sejam tratadas.

### 1.2: REVISÃO DA LITERATURA

A infeção do trato urinário é a infeção bacteriana mais comum na gravidez. Ocorre mais frequentemente nos países em desenvolvimento entre as populações de baixo nível socioeconómico, incluindo o Quénia. Nos EUA, estima-se que existam cerca de 8 milhões de casos de ITU por ano, com enormes implicações económicas (4). Não foram realizados inquéritos semelhantes em África e nos países em desenvolvimento, Fox man. B (6) encontrou uma taxa de prevalência de ITU em mulheres grávidas na América de 2,5-8,7%, enquanto Valiquez et al 2000 estimaram a prevalência de ITU na gravidez em 12-40% nos países em desenvolvimento em África, o que se deveu às diferenças nos níveis socioeconómicos e nos padrões de vida (24). Dizia-se que as ITU eram cerca de 4-10 vezes mais comuns na gravidez do que nas mulheres não grávidas (27). Isto deve-se ao facto de, durante a gravidez, haver uma alteração na composição química da urina, com um aumento da glucose e dos aminoácidos, o que facilita o crescimento bacteriano na urina (20). A sua elevada frequência também se deve às alterações fisiológicas, anatómicas e funcionais que ocorrem no trato urinário durante a gravidez. Também tende a ser recorrente em associação com anomalias do trato urinário. O seu tratamento é maioritariamente empírico e o padrão microbiano local e as sensibilidades devem ser respeitados na prescrição, uma vez que as culturas de urina e de sangue nem sempre são efectuadas ou importantes (17).

Se a bacteriúria assintomática do trato urinário não for tratada, 25% das pacientes desenvolvem infecções sintomáticas agudas durante a gravidez. Assim, é importante rastrear a bacteriúria em todas as mães grávidas na primeira consulta pré-natal. O rastreio é efectuado através de métodos rentáveis, como o teste de imersão em leucócitos - nitrito, especialmente quando a prevalência é baixa, mas o rastreio por cultura justifica-se se a prevalência for elevada.

A bacteriúria assintomática tem sido associada ao trabalho de parto prematuro e a bebés com baixo peso à nascença. (19). Numa análise multivariada, Strieve et al (26) encontraram um risco acrescido de parto pré-termo, bebés com baixo peso à nascença, hipertensão, pré-eclampsia e anemia materna. A bacteriúria pode persistir após o parto, podendo resultar em infecções sintomáticas evidentes e infecções crónicas.
A síndrome de sépsis e septicemia ocorre em 15-20% das mulheres grávidas e manifesta-se com instabilidade termorreguladora que se manifesta com hipertermia intercalada com hipotermia (21), causando bradicardia fetal e aumento do débito cardíaco. Vinte por cento das mães desenvolvem disfunção renal. A insuficiência respiratória ocorre em 1-2% das mulheres devido a lesão alveolar induzida por endotoxina e edema pulmonar (27). Também se regista um aumento do atraso do crescimento intrauterino e da morte fetal. A heamólise induzida pela endotoxina conduz à anemia em 23% dos doentes quando não tratada.

De acordo com Hill et al (9), a doença é mais prevalente em grávidas jovens e ocorre mais no segundo trimestre. As doentes com bacteriúria assintomática têm maior probabilidade de desenvolver uma infeção sintomática do trato urinário do que as que não a têm (31, 19). As mulheres grávidas diabéticas têm quatro vezes mais probabilidades de desenvolver ITU do que as mulheres grávidas não diabéticas (22). As mulheres com doença falciforme são mais susceptíveis a infecções do trato urinário na gravidez e estão associadas a uma taxa de complicações mais elevada. A imunossupressão geral do organismo, como acontece nas mulheres com VIH, nos toxicodependentes crónicos e no baixo estatuto socioeconómico, com uma higiene genital e perene deficiente, predispõem à ITU.

A infeção do trato urinário pode envolver os rins e chama-se pielonefrite ou pode envolver a bexiga e chama-se cistite. A infeção do trato urinário também pode não apresentar sintomas, o que se designa por bacteriúria assintomática. Os sinais e sintomas variam consoante o tipo de ITU. A bacteriúria assintomática (ASB) é uma colonização bacteriana significativa do trato urinário inferior sem quaisquer sintomas. Os critérios de diagnóstico são a cultura de 100.000 unidades formadoras de colónias /ml de um único uropatógeno em duas amostras limpas consecutivas.

Os factores predisponentes para a ASB são: baixo estatuto socioeconómico, aumento da idade, multiparidade, comportamento sexual, anomalias do trato urinário, tratamento anterior para ITU, outras condições médicas como diabetes, doença falciforme e estados imunocomprometidos como SIDA e lesões da espinal medula (20, 21). A ASB será complicada pela progressão para pielonefrite em até 20-40% se não for tratada e apenas 3% progredirá para uma infeção sintomática se for tratada (15).

A cistite bacteriana aguda, que é uma infeção da bexiga urinária, apresenta-se com sinais e sintomas clínicos de disúria, frequência, piúria e heamatúria sem evidência de doença sistémica. Complica 1-4% de todas as gravidezes. (13). O diagnóstico é principalmente clínico, mas também por cultura de urina positiva de 100.000cfus/ml de um único uropatógeno.

A pielonefrite aguda ocorre em 1-2% das gravidezes e é a forma mais grave de ITU, e a indicação mais comum para hospitalização anteparto (28, 1, e 13). Os factores de risco para a pielonefrite aguda são os mesmos que para o ASB, mas também incluem história prévia de pielonefrite, anomalias do trato urinário e cálculos renais (18). Cerca de 67% é unilateral e ocorre à direita devido à dextrotação do útero e principalmente no final do segundo trimestre e no terceiro trimestre (9).

A pielonefrite apresenta-se com sinais e sintomas predominantemente sistémicos. Estes incluem febre, dores nos flancos, sensibilidade do ângulo vertebral costal, arrepios e rigores, náuseas e vómitos, desidratação, disúria e frequência. Os sintomas mais comuns são a febre e as dores nos flancos (4).

O diagnóstico de pielonefrite é clínico e confirmado por culturas de urina com pelo menos 100000 UFC/ml de um único uropatógeno em urina de jato médio limpa. (11). Outras ferramentas de diagnóstico devem incluir a microscopia de urina que revela bacteriúria, piúria e cilindros leucocitários, juntamente com a contagem completa de células sanguíneas e a bioquímica sérica. Os exames radiológicos e as hemoculturas não são necessários para o diagnóstico de pielonefrite não complicada (7).

Os organismos causadores de ITU na gravidez são os mesmos que nas mulheres não grávidas e são principalmente enterobactérias gram-negativas, que são as mesmas para ASB, cistite e pielonefrite. Os organismos são a E. Coli, que representa 80-90% das infecções primárias e 70-80% das infecções recorrentes. Outros agentes patogénicos gram-negativos são a Klebshiella pneumonia, o Proteus mirabilis e a Pseudomonas auroginosa. Os agentes patogénicos gram positivos são: espécies de estreptococos e espécies de estafilococos (3, 22).

O espetro de uropatógenos é o mesmo na ASB, pielonefrite e cistite, com predominância de E. Coli (13, 19). A Klebshiella pneumonia e o Proteus spp são raros na pielonefrite, exceto em casos recorrentes. As bactérias Gram positivas não ascendem ao trato urinário superior, exceto em caso de instrumentação ou obstrução (5).

O tratamento das ITU varia consoante o tipo, mas é geralmente empírico devido ao espetro comum de uropatogénios. A prática habitual consiste em tratar a ASB com antibióticos orais durante pelo menos 7 dias (14, 21). Os antibióticos mais comuns utilizados são a cefalexina, a amoxicilina, a ampicilina e a nitrofurantoína. No entanto, existem tratamentos de 3 dias e de dose única que são igualmente eficazes no tratamento da ASB, mas estão associados a recorrências precoces (12 gravidez). A cistite é tratada da mesma forma que a ASB, com antibióticos orais em cursos de 7 ou 3 dias ou em dose única

## 1.3: JUSTIFICAÇÃO.

A dor no abdómen inferior é um problema comum entre as mulheres no período pré-natal e tem várias causas, entre as quais a ITU. No KNH, as grávidas com dores no baixo ventre e que não estão em trabalho de parto são normalmente tratadas como infeção do trato urinário na gravidez. Este facto leva à utilização excessiva e desnecessária de antibióticos e provoca resistência aos antibióticos. Por conseguinte, era necessário estabelecer a prevalência de ITU entre as mulheres no período pré-natal que apresentam dor abdominal baixa, a fim de justificar esta prática. Por conseguinte, é importante estabelecer uma forma muito sensível e específica de diagnosticar a ITU e determinar a bactéria envolvida e o seu padrão de sensibilidade na nossa instituição.

A ITU que se apresenta com dores no baixo ventre está associada a resultados obstétricos graves e pobres, como trabalho de parto prematuro, baixo peso à nascença e restrição do crescimento intrauterino, hipertensão e anemia materna, daí a necessidade de a tratar rápida e corretamente.

Para alcançar os ODM 4 e 5, que consistem em reduzir a taxa de mortalidade inferior a 5 anos e melhorar a saúde materna, respetivamente, devemos ser capazes de prevenir e reduzir os nascimentos prematuros, que são a causa mais comum de mortes perinatais e de morbilidade materna, tratando pronta e adequadamente as ITU. Devemos também evitar o uso excessivo e abusivo de antibióticos para minimizar o desenvolvimento de resistência.

## 1.4: QUADRO CONCEPTUAL

### 1.4.1 Narrativa

A ITU é definida como o crescimento e a multiplicação de microrganismos no trato urinário que envolve a bexiga, os ureteres e os rins. A ITU é a infeção bacteriana mais comum da humanidade. É mais comum em mães grávidas devido às adaptações fisiológicas, anatómicas e bioquímicas da gravidez. É uma infeção muito grave e, se não for tratada, está associada a resultados adversos para a mãe e o bebé. Há uma série de factores de risco associados ao desenvolvimento de IU. Estes são tanto demográficos como obstétricos, incluindo a paridade, a idade, o comportamento sexual, o estatuto socioeconómico, a idade gestacional, outras doenças médicas intercorrentes e antecedentes de ITU.A ITU pode envolver a parte inferior ou superior do trato urinário, cada uma com sintomas diferentes, mas as dores abdominais são comuns a ambas. Apesar da elevada morbilidade e mortalidade materna e perinatal associadas à ITU não tratada na gravidez, o processo de diagnóstico e tratamento não está normalizado. Muitas vezes, as pacientes que apresentam LAPs na gravidez são tratadas empiricamente para ITU como diagnóstico presuntivo.

Os agentes causadores de ITU são conhecidos, mas a sua prevalência relativa pode variar de local para local e de tempo para tempo e, com o advento do VIH, a epidemiologia da maioria das outras doenças foi significativamente alterada. Assim, é importante investigar e manter-se a par das rápidas alterações dos padrões. A elevada prevalência e o dilema de diagnóstico das ITU conduzem à utilização excessiva de antibióticos e ao desenvolvimento de espécies microbianas resistentes

### 1.4.2 Diagramática

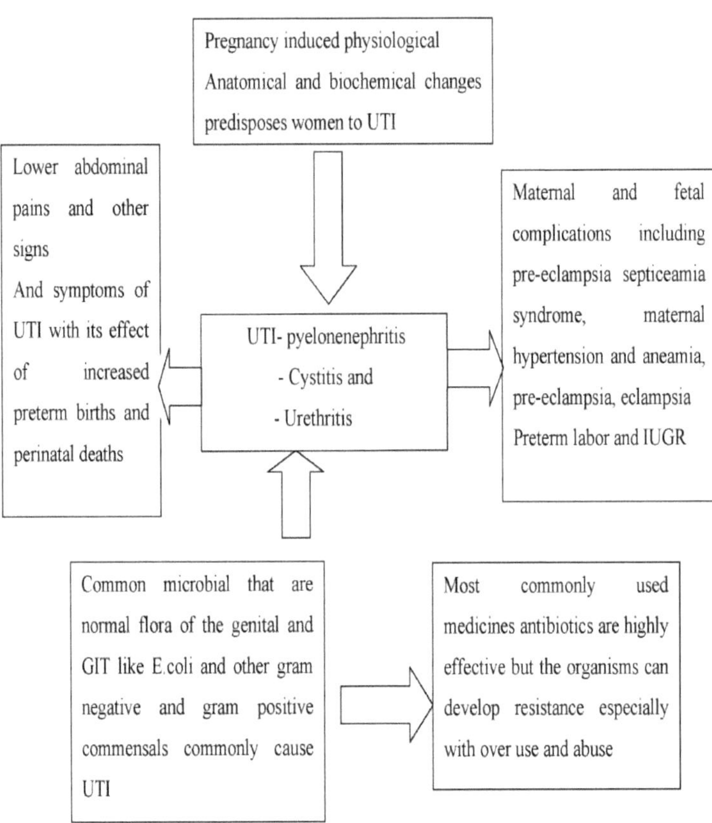

## 1.5: QUESTÃO DE ESTUDO

1. Qual é a prevalência, as causas microbianas e o seu padrão de sensibilidade, das infecções do trato urinário entre as mulheres grávidas que apresentam dores abdominais em KNH?

## 1.6: OBJECTIVOS DO ESTUDO

### 1.6.1 Objetivo geral.

Determinar a prevalência de ITU como causa de dor no baixo ventre, as bactérias comuns e o seu padrão de sensibilidade da ITU, entre as mulheres grávidas que frequentam as unidades pré-natais do KNH.

### 1.6.2 Objectivos específicos do estudo

1. Determinar a prevalência de infeção do trato urinário entre as mulheres grávidas que apresentam dores abdominais no KNH.
2. Determinar os micróbios comuns que causam ITU entre as mulheres grávidas com dores no baixo ventre em KNH
3. Determinar os padrões de sensibilidade antimicrobiana dos micróbios que causam ITU e dor abdominal baixa em mulheres pré-natais em KNH

# CAPÍTULO 2 MÉTODOS E MATERIAL

## 2.1: Conceção do estudo

Tratou-se de um estudo transversal entre 150 mulheres grávidas que frequentavam clínicas/próteses no KNH. Envolveu a recolha de dados dos sujeitos sob a forma de entrevistas e questionários. Foram recolhidos dados relativos às caraterísticas demográficas e reprodutivas. Os participantes/sujeitos foram selecionados aleatoriamente entre as mulheres que frequentavam clínicas pré-natais em KNH com dor abdominal inferior. Foi aplicado o critério de inclusão e exclusão. Foram recolhidas amostras de urina limpa de cada uma das 150 participantes no estudo. Estas foram testadas com varetas de urina, microscopia e cultura para crescimento bacteriano e submetidas a testes de sensibilidade a medicamentos

## 2.2: Área de estudo.

Este estudo foi realizado nas clínicas pré-natais, nas enfermarias pré-natais e nas maternidades do Kenyatta National Hospital. O KNH foi escolhido por ser um hospital de referência nacional com muitas pacientes de caraterísticas sociodemográficas e reprodutivas variadas.

Foi escolhida propositadamente devido à sua grande afluência de doentes, facilitando a obtenção da dimensão da amostra pretendida, e à sua proximidade e conveniência para o investigador, na qualidade de residente no departamento que atende as doentes nas referidas unidades pré-natais.

O laboratório de microbiologia do Kenyatta National Hospital foi utilizado para efetuar os testes de baciloscopia, os testes de microscopia da urina e o teste de cultura e sensibilidade.

## 2.3: População do estudo

O estudo foi efectuado entre 150 mulheres grávidas que deram o seu consentimento e que frequentavam as clínicas do KNH nas enfermarias de cuidados pré-natais e de parto. A seleção para o estudo foi feita com base em critérios definidos.

### 2.3.1: Determinação da dimensão da amostra

A dimensão mínima da amostra foi calculada utilizando as fórmulas de Fitcher et al 1998, como indicado a seguir.

$$N = \frac{Z^2\, PQD}{d^2}$$

N = dimensão da amostra pretendida

Z = Desvio normal = 1,96 que corresponde a um intervalo de confiança de 95%

P = Proporção da população-alvo que se estima ter as caraterísticas desejadas 0,08 = 8 %( 16)

Q = 1 - P.

d = graus de liberdade = 0,05.

D = efeito de projeto = 1.

$$N = \frac{1{,}962 \times 0{,}08 \times 0{,}92 \times}{(0.05)^2} = \mathbf{113}$$

Assim, foi selecionada uma amostra de 150 mulheres grávidas para aumentar a representatividade da amostra, minimizar os erros de amostragem, aumentar a generalização dos resultados e ter em conta eventuais perdas. Também não houve problemas em obter o tamanho de amostra desejado devido à abundância de sujeitos que satisfazem os critérios desejados.

### 2.3.2: Método de amostragem

O estudo utilizou a técnica de amostragem intencional. Foi utilizada uma amostragem intencional para selecionar as mulheres que apresentavam dores abdominais inferiores nas clínicas pré-natais e, em seguida, foi utilizada uma amostragem aleatória simples para escolher as mulheres a incluir no estudo, com aplicação rigorosa dos critérios de inclusão. As participantes elegíveis foram contactadas e foi-lhes pedido que dessem o seu consentimento voluntário para participar no estudo. Após o consentimento, foi atribuído um número de estudo com um código para identificação. A inclusão no estudo foi efectuada consecutivamente até se atingir a dimensão necessária da amostra de 150 mulheres.

**2.3.3: Critérios de inclusão.**

1. Mulheres grávidas que se apresentem na clínica pré-natal do KNH com dores no baixo ventre e que estejam dispostas a participar no estudo, dando o seu consentimento informado.
2. Foram recrutadas mulheres que não estavam a fazer qualquer tratamento prévio para a infeção do trato urinário com antibióticos ou quaisquer outros medicamentos que pudessem afetar os resultados da cultura
3. Apenas as mulheres com 20 semanas de gestação ou mais foram incluídas no

estudo. **2.3.4 Critérios de exclusão.**

1. Mulheres grávidas com dores no baixo ventre devido a causas específicas
2. As mulheres que já estavam a fazer tratamento com antibióticos por qualquer outra razão foram excluídas do estudo
3. Mulheres grávidas em trabalho de parto e as que deram à luz nas 24 horas

seguintes aos LAPs

**2.3.5: Recrutamento e consentimento**

O estudo envolveu o recrutamento de mulheres grávidas que se apresentaram ao serviço pré-natal

Unidade - clínica 18 com dores abdominais inferiores e as que entram em trabalho de parto

Enfermaria com dores abdominais não relacionadas com o trabalho. Também as mulheres admitidas nas enfermarias com dores abdominais durante a gravidez foram recrutadas para o estudo após a aplicação dos critérios de inclusão. Foi explicado o objetivo do estudo e quaisquer preocupações éticas. Foi disponibilizado e assinado um formulário de consentimento escrito (apêndice n.º 1) para a aceitação da participação. Em seguida, foram entrevistadas e foi preenchido um questionário.

**2.4. Instrumento de recolha de dados.**

Os dados foram recolhidos através de um questionário estruturado com perguntas abertas e fechadas. O questionário foi distribuído aos participantes no estudo pelo investigador principal ou pelos assistentes de investigação. Era composto por duas secções. Encontra-se em anexo nos apêndices 2 e 3.

**2.4.1: Perfil sócio-demográfico e obstétrico**

Um conjunto previamente preparado de perguntas específicas foi administrado às mães relativamente à sua informação demográfica, informação obstétrica e qualquer outra informação relevante para o estudo. Isto foi feito nas clínicas de ANC, na sala de partos e nas enfermarias pré-natais. O investigador concebeu este questionário para recolher informações pessoais e dados obstétricos.

**2.4.2: Teste de urina/cultura e sensibilidade**

Foi pedido a todos os indivíduos recrutados para o estudo que fornecessem uma amostra de urina limpa captada a meio do jato, que foi submetida a um teste de vareta, microscopia de urina, cultura e testes de sensibilidade e os resultados foram introduzidos na base de dados.

As amostras de urina de todos os indivíduos, colhidas a meio do jato, foram cultivadas para determinar os microrganismos envolvidos e sujeitas a um teste de sensibilidade para determinar o padrão de sensibilidade aos antibióticos. Também isto foi documentado e introduzido na base de dados.

A urina foi cultivada em meios de cisteína, lactose e eletrólito deficiente (CLED) e em meios de ágar sangue. Neste estudo, qualquer organismo isolado com contagens de colónias superiores a 100 000/ml de urina foi considerado significativo e indicativo de uma ITU. A identificação bacteriana foi efectuada utilizando os métodos consagrados de Cowen e Steele. Os padrões de sensibilidade aos antibióticos foram estudados utilizando os discos AKH 3/5.

**2.4.3:** Procedimentos **de garantia da qualidade**

As amostras foram recolhidas com instruções claras aos participantes para recolherem a urina a meio do jato depois de esfregarem a vulva com água limpa.

As amostras foram colocadas numa caixa frigorífica e entregues no laboratório no prazo de uma hora após a recolha. O processamento da amostra foi efectuado de acordo com as normas estabelecidas para obter os melhores resultados.

## CAPÍTULO 3 PROCEDIMENTO DE RECOLHA DE DADOS

Todos os dias, durante o período do estudo, a equipa do estudo esteve disponível na sala de partos, nas enfermarias pré-natais e nas clínicas pré-natais para o recrutamento de participantes no estudo.

Depois de identificar as grávidas que preenchiam os critérios de inclusão, procedeu-se da seguinte forma

1. As mulheres foram informadas sobre o estudo e deram o seu consentimento voluntário para participar no estudo, tendo sido pedido às que concordaram que assinassem o formulário de consentimento
2. Foi preenchido um formulário de dados sócio-demográficos e obstétricos
3. Foi pedido a cada um dos participantes no estudo que fornecesse uma amostra de urina limpa, que foi entregue ao laboratório no prazo de 1 hora

Este estudo prosseguiu nos locais referidos até se atingir a dimensão da amostra desejada para a análise dos dados.

### 3.1: Procedimento de formação

Foram explicados aos assistentes de investigação - mulheres de meia-idade - os pormenores do estudo, as funções que desempenhavam, foram explicadas as diferentes terminologias e foi dada formação sobre o modo como o questionário devia ser preenchido de forma padronizada e uniforme.

Três técnicos de laboratório receberam também explicações sobre o estudo e o teste a efetuar em todas as amostras.

### 3.2: Gestão de dados

No final de cada entrevista, o questionário preenchido foi verificado quanto à sua exaustividade e os dados em falta foram corrigidos.

Os formulários de pedido de laboratório foram cruzados com os testes e resultados pretendidos.

#### 3.2.1 : Recuperação e armazenamento de dados

Todos os dados recolhidos no estudo foram ordenados, codificados e introduzidos num computador utilizando o programa SPSS. Os dados foram cruzados com os ficheiros de dados para detetar quaisquer inconsistências e erros óbvios de introdução de dados. A introdução e a edição dos dados foram efectuadas durante todo o processo do estudo.

### 3.2.2 Análise de dados

Os detalhes e caraterísticas demográficas e os dados obstétricos e ginecológicos dos indivíduos em termos de previsibilidade e determinação dos factores de risco da ITU foram analisados utilizando o SPSS.

Foram calculadas medidas de tendência central, como a média, a mediana e a moda; foram efectuadas tabulações cruzadas para estabelecer relações entre as variáveis e foram utilizados os testes do Qui-quadrado para testar a associação.

Os dados das varas profundas e da sensibilidade da cultura de urina foram analisados utilizando métodos quantitativos. Os resultados do estudo foram apresentados através de gráficos de pizza, gráficos de barras e diagramas.

# CAPÍTULO 4 CONSIDERAÇÕES ÉTICAS

A autorização para a realização do estudo foi obtida junto do Departamento de Obstetrícia e Ginecologia após a apresentação da proposta de estudo. Posteriormente, foi pedida e obtida autorização para a realização do estudo junto do comité de ética e investigação do Kenyatta National Hospital / Universidade de Nairobi (ERC). Foi obtido o consentimento informado por escrito de todas as mulheres depois de lhes ter sido explicado o objetivo do estudo. A participação no estudo foi voluntária e não foi feita qualquer forma de incentivo, uma vez que a entrevista e as investigações foram efectuadas em visitas hospitalares normais ou durante o internamento. A doente não teve de suportar qualquer custo adicional, uma vez que o investigador principal cobriu todos os custos, incluindo os custos laboratoriais. A confidencialidade foi mantida através da utilização de números de identificação em vez de nomes individuais.

Não houve qualquer risco para os participantes, uma vez que não foram efectuados procedimentos invasivos; não foram administrados medicamentos antes dos resultados dos testes. Os participantes cujos resultados dos testes revelaram qualquer crescimento de micróbios beneficiaram com o tratamento de acordo com os resultados da cultura e da sensibilidade. Não eram esperadas reacções adversas aos medicamentos, uma vez que estes eram os medicamentos utilizados por rotina no Departamento. A não participação no estudo não afectou de forma alguma os serviços prestados ao doente pelo hospital.

# CAPÍTULO 5 LIMITAÇÕES DO ESTUDO

Devido à limitação de recursos, o estudo não avaliou outras causas de dores no baixo ventre, efectuando outros exames como a microscopia das fezes e a ecografia. Se o participante necessitasse destes exames, eles eram solicitados, mas o custo era pago por ele.

Os meios de cultura utilizados apenas permitiam a cultura de bactérias como agentes causadores de infecções do trato urinário, pelo que não foram avaliados outros organismos como vírus, fungos, micoplasma, clamídia e tricomonas, devido ao custo e ao tempo necessários.

Após o rastreio das ITU, alguns dos participantes não estavam disponíveis para receber os resultados, embora lhes tenham sido explicados os benefícios do estudo e tenham sido encorajados a fornecer os seus contactos para obterem feedback e, se necessário, prescrição de acordo com a sensibilidade.

Apesar de ter tomado todas as precauções necessárias e de ter dado instruções às mulheres sobre como fazer uma limpeza

Se a amostra de urina for recolhida, a possibilidade de contaminação não pode ser completamente eliminada.

## CAPÍTULO 6 RESULTADOS

**6.1: Distribuição sócio-demográfica dos participantes**

Um total de 150 mulheres no período pré-natal com dores abdominais inferiores foram submetidas a um rastreio de ITU.

As idades da população estudada variaram entre 19-42 anos, com uma média de idade de 28,8 anos

E desvio padrão de +/- 4,5 anos

A paridade variou entre 0-6, com uma paridade média de 1,48 e um desvio padrão de +/-1,25

QUADRO: 1 **Caraterísticas sócio-demográficas dos participantes**

| characteristics | population | Frequency % |
|---|---|---|
| All women | N=150 | |
| **Age in years** | | |
| 15-24 | 23 | 15.3% |
| 25-34 | 99 | 66.0% |
| 35-44 | 28 | 18.7% |
| **Marital status** | | |
| Married/cohabiting | 132 | 88.0% |
| Single | 18 | 12.0% |
| **Socio-economic status** | | |
| employed | 94 | 62.7% |
| unemployed | 56 | 37.3% |
| **Previous UTI** | | |
| yes | 44 | 29.3% |
| no | 106 | 70.7% |
| **Education level** | | |
| Standard 8&< | 42 | 28.0% |

**Quadro 2: caraterísticas obstétricas**

| Characteristics | Population | Frequency % |
|---|---|---|
| **All women** | N=150 | |
| **Parity** | | |
| **0** | 59 | 39.3% |
| **1** | 44 | 29.3% |
| **2** | 26 | 17.3% |
| **3** | 9 | 6.0% |
| **4& above** | 12 | 8.1% |
| **Gestational age in weeks** | | |
| **20-24** | 2 | 1.3% |
| **25-29** | 2 | 1.3% |
| **30-34** | 9 | 6.0% |
| **35-39** | 81 | 54.0% |
| **40-44** | 56 | 37.4% |
| **Previous obst/gyne surgery** | | |
| **Positive** | 29 | 19.3% |
| **Negative** | 121 | 80.7% |
| **Other urinary symptoms** | | |
| **(Apart from LAPs)** | 24 | 16% |
| **Present** | 126 | 84% |
| **Absent** | | |

Das 150 mulheres inscritas no estudo, 59 (39,3%) eram primogénitas
44 (29,3%) tinham uma paridade de 1, 26 (17,3%) tinham uma paridade de 2, 9 mulheres (6,0%) eram Para 3
e 8 (5,8%). 4 (2,8%) eram Para 4
Cerca de 25 mulheres, 16,7%, tinham feito pelo menos um aborto na sua carreira obstétrica.
Das 150 mulheres, 29 (19,35%) tinham sido submetidas a cirurgia obstétrica ou ginecológica prévia
Apenas 4 (2,6%) das mulheres estavam no segundo trimestre da gravidez
Os restantes estavam no terceiro trimestre, perto do termo.
Vinte e quatro mulheres (16%) tinham outros sintomas de ITU para além das dores no baixo ventre

**Tabela 3: Factores associados a ITU com cultura bacteriana positiva.**

| Characteristic | Women with bacteria Culture positive UTI N=40 | Women with bacteria Culture negative UTI N=110 | P-value |
|---|---|---|---|
| Age groups | | | |
| 15-24 | 11(27.5%) | 12(10.9%) | |
| 25-34 | 25(62.5%) | 74(67.3%) | |
| 35-44 | 4 (10.0%) | 24(21.8%) | 0.75 |
| **Marital status** | | | |
| Single | 7 (17.5%) | 11(10.0%) | |
| Married | 33(82.5%) | 99(90.0%) | 0.26 |
| **Parity** | | | |
| Primegravidae | 14 (35.0%) | 45(40.9%) | |
| Multigravidae | 26(65.0%) | 56(59.1%) | 0.41 |
| **Previous UTI** | | | |
| yes | 5(12.5%) | 39(35.5%) | |
| no | 35(87.5%) | 71(64.5%) | 0.25 |
| **Previous obst surgery** | | | |
| Present | 7 (17.5%) | 12 (10.9%) | |
| absent | 33(82.5%) | 99 (89.1%) | 0.14 |
| **Presence of other** signs | | | |
| Present | 4 (10.0%) | 20(18.2%) | |
| Absent | 36(90.0%) | 90(81.8%) | 0.19 |

A análise bi-variada mostrou que não havia relação entre os vários factores estudados, uma vez que todos tinham p> 0,05. Não houve, portanto, relação entre idade materna, estado civil, paridade, episódios anteriores de ITU ou cirurgias obstétricas.

**Tabela: 4a Relação entre urina positiva na fita reagente, microscopia positiva e cultura positiva**

| | Among culture positives ( N= 40) | Among culture negatives (N=110) |
|---|---|---|
| Dipstick positive | 31 (77.5%) | 18 (16.3%) |
| Urine microscopy positive | 27(67.5%) | 13(11.8%) |

Das 40 mulheres cuja urina era positiva para o crescimento de bactérias, 31 (77,5%) também eram positivas no teste de baciloscopia da urina e 27 (67,5%) eram positivas na microscopia da urina. Assim, os testes de baciloscopia e de microscopia da urina são testes simples e altamente sensíveis e específicos que podem ser utilizados para o rastreio de ITU.

**Quadro 4b Sensibilidade, especificidade e valores preditivos dos testes de baciloscopia da urina**

| Dipstick test | UTI positive culture | Negative culture | Totals |
|---|---|---|---|
| Positive | 31 | 18 | 49 |
| Negative | 9 | 92 | 101 |
| Total | 40 | 110 | 150 |

Sensibilidade = 31/31+9 x100 = 77,5%

Especificidade = 92/92+18x100 = 83,6%

Valor preditivo positivo = 31/31+18x100 = 63,3%

Valor preditivo negativo= 92/92+9x100= 91,1%

**Quadro 4cSensibilidade, especificidade e valores preditivos do teste de microscopia da urina**

| Urine microscopy | UTI positive<br>Urine culture | no UTI negative<br>urine culture | totals |
|---|---|---|---|
| Positive | 27 | 13 | 40 |
| Negative | 13 | 97 | 110 |
| Totals | 40 | 110 | 150 |

Sensibilidade = 27/27+13 x 100= 67,5%
Especificidade = 97/97+13x 100= 88,2%
Valor preditivo positivo=27/27+13x100=67,5%
Valor preditivo negativo=97/97+13 x100=88,2%

### 6.3: Perfil microbiológico

**Tabela: 5 Espécies de bactérias isoladas.**

| Bacterial species | No. of isolates N=40 (total no of bacterial culture positives) | % of the total |
|---|---|---|
| E.coli | 16 | 40.0% |
| Klebshiella Spp | 5 | 12.5% |
| Enterobacter Spp | 4 | 10.0% |
| Proteus Spp | 4 | 10.0% |
| Citrobacter spp | 1 | 2.5% |
| Staph. spp | 10 | 25.0% |

De todas as bactérias cultivadas (n=40) (26,7%), as bactérias gram-negativas E.coli, klebshiella spp, proteus spp enterobacter e citrobacter spp, foram as mais prevalentes em 30 (75%) do que os estafilococos gram-positivos spp, em 10 (25%). As bactérias mais comummente isoladas foram E.coli 12 (40%), seguidas de staphylococcus spp em 25%, seguidas de klebshiella spp 5 (12,5%) enterococcus spp e proteus spp ambos com 4 (10%) cada. Citrobacter spp foi também isolado em 2,5% das culturas.

### 6.4: PADRÕES DE SENSIBILIDADE AOS MEDICAMENTOS

**Tabela 6: Sensibilidade aos medicamentos**

| | E.coli | Staph spp | Klebshiela spp | Proteus spp | Enterobacter spp | Citrobacter spp |
|---|---|---|---|---|---|---|
| Augmentin | 100% | 100% | 100% | 100% | 100% | 100% |
| Cefuroxime | 80% | 100% | 100% | 50% | 100% | 100% |
| Gentamycin | 72% | 60% | 50% | 100% | 0% | 20% |
| Nitrofurantoin | 100% | 50% | 100% | 100% | 100% | 100% |
| Ampicilin | 50% | 20% | 50% | 70% | 70% | 80% |
| Ceftazidime | 100% | 100% | 100% | 100% | 100% | 0% |
| Levofloxacin | 100% | 75% | 100% | 100% | 100% | 100% |
| Ceftriaxone | 100% | 100% | 100% | 100% | 100% | 100% |
| Meropenem | 100% | 100% | 100% | 100% | 100% | 100% |
| Imepenem | 100% | 100% | 100% | 100% | 100% | 100% |

Todos os isolados gram-negativos revelaram uma elevada sensibilidade à augmentina, ceftriaxona, ceftazidima, levofloxacina, nitrofuratoína, meropenem e imepenem, com sensibilidade variável à gentamicina e à ampicilina. Os isolados gram positivos mostraram uma elevada sensibilidade a antibióticos semelhantes, exceto a levofloxacina, a ampilina, a nitrofurantoína e a gentamicina, que demonstraram uma resistência significativa. A E. coli foi sensível a todos os antibióticos, exceto à ampicilina, à gentamicina e à cefuroxima; a citrobacter spp. também foi 100% resistente à ceftazidima

# CAPÍTULO 7 DEBATE

A prevalência global de infeção do trato urinário entre as mulheres grávidas com dores abdominais inferiores no KNH neste estudo foi de 26,7%. Este valor é comparável ao de estudos efectuados noutras partes do mundo. A prevalência de ITU registada em Adis Abeba, na Etiópia, foi de 11,6% (17), e num estudo realizado no norte da Tanzânia foi de 16,4% (18), em Mwanza, no noroeste da Tanzânia (14,6%) (19), e no Khartoum North Hospital, no Sudão (14,0%) (20).

Esta variação pode ser explicada pelas diferenças no ambiente, nos hábitos sociais da comunidade, no padrão de higiene pessoal e na educação. Além disso, o facto de este estudo ter sido realizado entre mulheres que tinham dores abdominais baixas, que é um sintoma de IU, ao contrário das mulheres com CPN em geral estudadas nos outros estudos, explica a prevalência ligeiramente mais elevada de 26,7% no nosso estudo. Neste estudo, não se registou qualquer associação entre a idade materna, a paridade, a gravidade, a profissão, o estado civil e a escolaridade com a IU. Este facto está de acordo com estudos realizados na Tanzânia (19) e no Sudão (20).

Outros estudos tinham mostrado anteriormente que a idade, a paridade e a história prévia de IU eram factores de risco. Mas uma análise mais atenta da literatura publicada revelou que a idade e a paridade não tinham qualquer correlação com a ITU na gravidez. Por exemplo, alguns estudos mostraram que a prevalência de ITU aumentava com a idade (22), enquanto outros verificaram que era mais frequente num grupo etário mais jovem (23). Não houve diferença na prevalência de infeção do trato urinário entre as mulheres grávidas com antecedentes de infeção do trato urinário e as que não tinham. Isto contrastava com estudos realizados no Paquistão que tinham demonstrado que um episódio anterior de ITU era um fator de risco de infeção do trato urinário na gravidez. Este facto pode ter sido devido ao tratamento eficaz dos episódios anteriores de ITU sem quaisquer estirpes resistentes.

Os isolados de bactérias Gram-negativas foram mais prevalentes (75%) do que os isolados de bactérias Gram-positivas (25%). A taxa de isolamento de bactérias Gram-negativas e Gram-positivas

Bactérias, 60% e 40%, respetivamente, foram registadas no Hospital Especializado Tikur Anbessa, Adis Abeba, Etiópia [17] e 61,9% e 38,1% na Tanzânia [26]. Isto pode dever-se à presença de uma estrutura única nas bactérias Gram negativas que facilita a sua fixação às células uro-epiteliais, a multiplicação e a invasão dos tecidos, resultando em infeção invasiva e pielonefrite na gravidez (9.)

A E. coli foi o agente patogénico mais predominante, com taxas de isolamento globais de 40,0%. Foram comunicados resultados comparáveis no Iémen, 41,5 %, na Nigéria, 42,1 %

Khartoum North Hospital, Sudão 42,4 % [20], e Tikur Anbessa Specialized Hospital Addis Ababa, Etiópia44 %. A E. coli é o microrganismo mais comum na área vaginal e rectal [29]. As alterações anatómicas e funcionais e a dificuldade de manter a higiene pessoal durante a gravidez podem aumentar o risco de contrair ITU por E. coli. Os estafilococos Gram-positivos foram o segundo agente patogénico dominante, com uma taxa de isolamento global de 25%, tendo sido também registados resultados comparáveis no Tikur Anbessa Specialized Hospital Addis Ababa, na Etiópia, 16% (17), e na Tanzânia, 16,7% (23).

Verificou-se uma elevada correlação entre testes positivos na vareta e na microscopia da urina e amostras positivas na cultura. Das 40 mulheres com cultura de urina positiva, 31 (77,5%) também eram positivas na vareta e 27 mulheres (67,5%) eram positivas na microscopia de urina. . Neste estudo, o padrão de suscetibilidade das bactérias Gram-negativas mostrou que a maioria dos isolados era sensível à amoxicilina-ácido clavulânico (100%), ceftriaxona (100%), meropenem (100%), gentamicina (72%), imepenem (100%), levofloxacina (100%), ampicilina (50%), nitrofurantoína (100%), ceftazidima (100%) e cefuroxima (81%). Os isolados gram positivos apresentaram um padrão de sensibilidade ligeiramente diferente, com 100% de sensibilidade à amoxicilina-ácido clavulânico, cefuroxima, imepenem, meropenem, ceftazidima e ceftriaxona. Registou-se uma resistência significativa à gentamicina, à levofloxacina, à nitrofurantoína e à ampicilina. A fácil disponibilidade e a utilização indiscriminada de medicamentos de uso corrente, como a ampicilina e a gentamicina, podem levar a um aumento da resistência, o que não está de acordo com o relatório do Tikur Anbessa Specialized Hospital Addis Neste estudo, a eficácia da amoxicilina-ácido clavulânico tanto para bactérias Gram-positivas como para bactérias Gram-negativas é de 100%. Por conseguinte, o ácido amoxicilina-clavulânico pode ser utilizado na terapêutica empírica.

Alguns dos uropatogénios isolados demonstraram uma resistência significativa a mais de 2 dos antibióticos habitualmente utilizados. O Staph spp era resistente à ampicilina, à nitrofurantoína e à gentamicina. O Citrobacter era resistente à ceftazidima e à gentamicina. Esta situação também foi registada no Tikur Anbessa Specialized Hospital Addis Ababa, Etiópia [17], o que pode ser explicado pela utilização excessiva e abusiva de antibióticos [31]. Outras razões para este fenómeno podem ser a administração inadequada e incorrecta de agentes antimicrobianos em terapias empíricas

**Conclusões**

No estudo atual, a prevalência global de ITU entre as mulheres grávidas que apresentavam DAPs no KNH foi de 26,7%. Isto representa menos de 1/3 de todas as mulheres grávidas com dor abdominal baixa. A ITU foi confirmada por uma cultura de urina positiva em 26,7% das mulheres com dores abdominais inferiores nas unidades pré-natais do KNH. A E.coli foi o organismo mais predominante, seguida dos estafilococos gram positivos e de outras espécies bacterianas gram negativas, como a Klebshiella, a Proteus Enterobacter e a Citrobacter. Existe uma boa correlação significativa entre o teste de baciloscopia da urina, a microscopia da urina e a cultura de urina positiva na ITU. O teste de baciloscopia e o teste de microscopia de urina apresentaram uma elevada sensibilidade e especificidade no rastreio de ITU. A maioria dos isolados bacterianos era sensível à ceftazidima, à ceftriaxona, ao meropenem, ao imepenem e à amoxicilina-ácido clavulânico. Um grande número de isolados era resistente à ampicilina, gentamicina e nitrofuratoína. A resistência aos medicamentos foi mínima, mas presente.

**Recomendações**

Dada uma prevalência de ITU de 26,7%, é baixa e não justifica o tratamento empírico de mulheres grávidas com dores abdominais baixas devido a infeção do trato urinário. Recomenda-se que todo o quadro clínico seja perspectivado e que seja feita uma avaliação laboratorial da urina antes de as mulheres serem tratadas por ITU.

No entanto, quando não for possível efetuar qualquer análise laboratorial do doente, recomenda-se que a amoxicilina-clavulânica seja utilizada como medicamento de primeira escolha

O perfil bacteriano comum da infeção do trato urinário não se alterou muito, mas os padrões de sensibilidade aos antibióticos variaram em certa medida e, tendo em conta os resultados deste estudo, recomendamos a amoxicilina-ácido clavulânico como medicamento de primeira linha no tratamento das infecções do trato urinário, com base na sua elevada sensibilidade, segurança, ampla disponibilidade e inexpensividade.

A nitrofurantoína, até agora considerada um fármaco altamente eficaz para o tratamento das ITU, especialmente em ambulatório, continua a ser 100% eficaz contra as bactérias gram-negativas, mas revelou uma resistência significativa de 50% às bactérias gram-positivas, de acordo com os resultados deste estudo.

Recomendamos também que sejam efectuados mais estudos em diferentes contextos populacionais para determinar se prevalecem taxas elevadas semelhantes de ITU e se os perfis microbianos e os padrões de sensibilidade apresentam quaisquer variações regionais. A importância de alargar o âmbito dos perfis microbianos para incluir outras etiologias não bacterianas, como a cândida e outras, é também recomendada para estudos futuros

Recomenda-se a análise da urina por punção digital e a microscopia simples do sedimento de urina centrifugado como teste de rastreio para mulheres no período pré-natal com dores abdominais baixas suspeitas de infeção do trato urinário.

Recomendamos também a realização de um estudo semelhante, mas comparativo, com as grávidas seropositivas, a fim de observar qualquer variação na prevalência de ITU, nos perfis microbiológicos e nos seus padrões de sensibilidade

# REFERÊNCIAS

1. Alemu A, Mogus F, Tefas A et al. perfis bacterianos e padrões de suscetibilidade a medicamentos da infeção do trato urinário em mulheres grávidas no hospital universitário de Gonda, no Noroeste da Etiópia. Notas de investigação Bmc 2012 5:197
2. Academia Americana de Médicos de Família (AAFP) 2004. Infeção do trato urinário. Um problema comum para algumas mulheres. Revisto/atualizado em agosto de 2004, criado em março de 2001
3. Assefa A, Asstrat D, Abdel A, et al. Perfis bacterianos e padrões de sensibilidade aos medicamentos da infeção do trato urinário em mulheres grávidas no hospital especializado Tikur Anbessa em Adis Abeba, Etiópia. Ethiopia J med 2008 46(3) 227-35
4. Christensen B, Which antibiotics are appropriate for treating bacteriuria in pregnancy? J antimicrobial chemotherapy 2000 46: 29-34
5. Connolly A, Thorp J.M, Urinary tract infection in pregnancy (Infeção do trato urinário na gravidez). Urol clin north Am 1999: 26 (4)779-8
6. Foxman B, Epidemiology of urinary tract infection: incidence morbidity and economic costs (Epidemiologia da infeção do trato urinário: incidência, morbilidade e custos económicos). Dis mon 2003 49 (2): 53-70
7. Gilst L C, ramin S M, Urinary tract infection during pregnancy (Infeção do trato urinário durante a gravidez). Obstetrics and Gyneacology clinic north America 2001 28(3) 581-91
8. Haider G, Zehra N, Munir A, A, et al. Factores de risco de infeção do trato urinário na gravidez. J pak med assoc 2010 60(3) 213 -216.
9. Hamdan Z.H, Abdel Halien M, Salah K. Ali, et al epidemiologia da infeção do trato urinário e sensibilidade aos antibióticos entre as mulheres grávidas no hospital do norte de Cartum. Anais de microbiologia clínica e antimicrobianos. 2011 10(22) 132-37.
10. Harris H E. Significance of eradication of bacteriuria during pregnancy (Importância da erradicação da bacteriúria durante a gravidez). Obstet Gyneacol

1979, 53:71-3

11. Kallmeter G, An international survey of anti microbial susceptibility of pathogens from uncomplicated urinary tract infection the ECO, SENS projects J antimicrobial chemotherapy 2003 51; 69-71
12. Kariuki S, Ravanthi G, Corkill J, et al. Escherichia Coli de infecções do trato urinário adquiridas na comunidade resistentes a fluoroquinolonas e a antibióticos de espetro alargado do tipo beta-lactamase. J infects dev ctries 2007 1(3):257-62.
13. Kass E H, Pegnancy, pyelonephritis and prematurity (Gravidez, pielonefrite e prematuridade). Clin Obstet Gynaecol 1970, 13:239-54
14. Le J, Briggs F.F, Mackeown et al Infeção do trato urinário durante a gravidez. Anna pharmacotherapy 2004, 38(10)1692-701
15. Masinde. A, Gumduka B, Kilonzo A,et al prevalência de infeção do trato urinário entre as mulheres grávidas no Bugando Medical Centre Mwanza Tanzânia. Tanzan j health. Res 2009 11(3) 154-59.
16. Mathai E, Mathai M, Chardys S, et al. Antimicrobianos para o tratamento da infeção do trato urinário na gravidez. Práticas no sul da Índia. Pharmacoepidemiol drug saf 2004 13 (9) 645-52.
17. Mazor-dray E, Levy A, Sheine E et al Infeção do trato urinário na maternidade: Is it independently associated with adverse pregnant outcome J Maternal Fetal Neonatal Med 2009 22(2) 124-8.
18. Mikhail M S, Ayaegbunam A, Infeção do trato urinário inferior na gravidez. Obstet Gynaecol Survey 1995 50:675-83
19. Mohamed A Fareid. Perfis de frequência e suscetibilidade de bactérias que causam infecções do trato urinário em mulheres. Revista científica de Nova Iorque 2012 5 (2) 284298
20. Murtaza M E Infeção do trato urinário na gravidez. Um estudo em mulheres que frequentam a clínica pré-natal no hospital nacional Kenyatta por Murtaza muzaffer Essajee-2002. Tese de Mestrado em Medicina (obstetrícia/ginecologia) da Universidade de Nairobi. 2002.
21. Njoku C O, Ezissi N.H, e Amandi A.N, et al Observações sobre a infeção

bacteriana de pacientes do trato urinário. Jornal Internacional de Saúde Ambiental e Desenvolvimento Humano. 1998 13(2)785-791.

22. Okonko I O, Deteção de infeção do trato urinário entre mulheres grávidas no Oluyoro Catholic Hospital Ibadan south western Nigeria. Malaysian j. no prelo
23. Pastore L.M, Satitz D.A, Thorp J.M, et al Predictors of symptomatic urinary tract infection after 20 weeks gestation J perinotol 1999 19(7)488-93.
24. Patterson T F, Andriole V T, Bacteriúria na gravidez. Infect Dis Clins North Am 1987 1:807-22
25. Pooja Mittal, Deborah A.Wing Infeção do trato urinário na gravidez. Clin Perineon 2005 32: 749-764
26. Sabrina J Said A, Mambula K, et al Isolados bacterianos e padrões de suscetibilidade a medicamentos de infecções do trato urinário entre mães grávidas no Hospital Nacional Muhimbili na Tanzânia. Jornal de Investigação em Saúde 2010 12: 4 - 14
27. Schulman A, Herlinger H. Urinary tract dilattion in pregnancy (Dilatação do trato urinário na gravidez). Br. J. obstet, 1975 48: 638-652.
28. Shahira R. Dimetry, Hanan M. El-tokhy, Abdo M N, et al. Infeção do trato urinário e resultados adversos da gravidez. J Egyp pub health assoc 2007, 82 (3): 204-12
29. Shieve L A, Handler A, Hershow R et al. infeção do trato urinário na gravidez. J repro med 1986 3:123-6
30. Stenqvist K, Dahlen-Nilsson I. Bacteriúria na gravidez. Frequência e risco de aquisição. Am J Epidemiol 1989 121:372-379
31. Vazquez J C, Villian J, Treatment for symptomatic urinary tract infection during pregnancy Revisão Cochrane na Biblioteca Cochrane número 3 2000.
32. Wadland W C, Plante D A,. Screening for asymptomatic bacteriuria in pregnancy. A Cost Analysis. J Fam Pract 1989, 29:372-6
33. Warren J.W, Abutyn E, Hebel JR et al. Guidelines for antimicrobial treatment of uncomplicated acute bacterial cystitis and acute pyelonephritis in women (Diretrizes para o tratamento antimicrobiano da cistite bacteriana aguda não complicada e da pielonefrite aguda nas mulheres). Infectious disease society of

America IDSA clin infect dis 1999 29:745-58.

34. Morgan V.T, Mackenzie A. M et al. Human bacterial infections. Clin infect dis 1993 216-251

35. Ebie et al, a humanidade e as infecções bacterianas Journ. Infect dis in develop countries 2001 724-774.

## APÊNDICES

### 8.1 Apêndice 1

**Formulário de consentimento**

**Título do estudo:** PREVALÊNCIA, ETIOLOGIA MICROBIANA E SENSIBILIDADE

PADRÕES DE INFECÇÃO DO TRACTO URINÁRIO

EM MULHERES QUE SE APRESENTAM COM DORES ABDOMINAIS INFERIORES, NO ESTUDO KNH

| Investigator | Institution | Contact |
|---|---|---|
| Dr Nabbugodi W. Fred | Kenyatta National Hospital/University of Nairobi | 0723- 459595<br>0735-256525 |

**Declaração do investigador**

O meu nome é Dr. Nabbugodi W. Fred, estou a realizar este estudo como parte dos requisitos para obter o grau de especialista em obstetrícia e ginecologia na Universidade de Nairobi. O objetivo deste formulário é fornecer-lhe informações sobre o estudo. Por favor, leia-o com atenção e faça-me perguntas sobre qualquer coisa que não esteja clara para si, relativamente ao que lhe vou pedir para fazer, aos riscos e benefícios envolvidos e aos seus direitos como voluntário. Também pode perguntar tudo o que quiser saber sobre o estudo. Quando tudo estiver bem esclarecido, poderá dar o seu consentimento informado para participar ou não no estudo. Se desejar ser contactado com os resultados dos testes, ser-lhe-á pedido que forneça os seus números de telemóvel. Ser-lhe-á também pedido que assine ou imprima o polegar no formulário, como sinal de que aceitou, por sua escolha, participar no estudo.

**Informações de base**

Está a ser convidada a participar neste estudo porque tem dores no baixo ventre durante a gravidez. A dor no abdómen inferior é uma queixa comum na gravidez. Pode ser causada por infecções da bexiga e dos rins ou por outras condições da gravidez, como o parto prematuro ou problemas intestinais. As infecções da bexiga e dos rins são chamadas infecções do trato urinário e são causadas por germes chamados bactérias que podem ser tratadas com medicamentos chamados antibióticos. Se uma mulher grávida não fizer uma análise à urina, não podemos ter a certeza de que a infeção da urina está a causar as dores abdominais. Se não for tratada, esta infeção pode causar complicações graves à mãe e ao bebé. Por vezes, pedimos-lhe que tome antibióticos enquanto esperamos pela análise laboratorial de urina. Este estudo destina-se a ajudar a reduzir o uso excessivo de antibióticos e a fazer um diagnóstico correto da dor abdominal. **Objetivo**

Este estudo irá descobrir com que frequência as dores abdominais inferiores na gravidez se devem a uma infeção do trato urinário. Conheceremos as bactérias comuns que causam estas infecções nas mulheres que chegam ao KNH e os melhores medicamentos (antibióticos) a utilizar para evitar complicações da infeção.

**Número de mulheres a participar no estudo**

Este estudo irá registar 150 mulheres grávidas que vêm ao KNH para tratamento da dor abdominal inferior

**Procedimentos**

Se concordar em participar neste estudo, far-lhe-emos algumas perguntas relacionadas consigo e com a sua gravidez. Pedir-lhe-emos também que forneça urina para análises laboratoriais; os resultados da análise de urina constarão do seu processo e serão utilizados para a tratar

Haverá apenas uma visita para este estudo, que terminará com a sua visita ou internamento hospitalar pré-natal

**Riscos ou desconforto**

Não se prevêem riscos ou perturbações mediatos, a curto ou a longo prazo, que possam advir da participação neste estudo. No entanto, se não se sentir à vontade com alguma das questões colocadas ou com a entrega da amostra de urina, é livre de recusar e retirar o seu consentimento. Tal não afectará de forma alguma o seu acesso aos serviços deste departamento **Benefícios e compensações**

As informações obtidas com este estudo serão utilizadas para o tratar se for detectada uma infeção. Os resultados do estudo também serão utilizados para orientar a utilização racional de antibióticos em mães que se apresentem no serviço com dores no baixo ventre

A sua participação no estudo não implica custos adicionais e não se prevêem lesões físicas. Não haverá indemnizações

**Confidencialidade**

A participação neste estudo é voluntária e pode recusar o seu consentimento sem perda de quaisquer benefícios ou penalizações. O seu nome não será utilizado nos formulários de dados do estudo, apenas serão utilizados os números do estudo. Todas as suas informações pessoais serão tratadas de forma confidencial. O investigador pode utilizar os dados para fins de análise e controlo de qualidade ou para publicação, mas a sua identidade nunca será comunicada. A amostra de urina que fornecer só será utilizada para os fins descritos no presente formulário de consentimento.

**A quem contactar em caso de dúvidas ou problemas após o estudo**

Pode contactar o investigador através das linhas telefónicas abaixo indicadas, bem como os contactos adicionais dos supervisores e do comité de ética e investigação

1. **Investigador principal -** DR. Nabbugodi W. Fred
   Telefone: 0735-256525/ 0723-459595
2. **Supervisores:**
3. DR. Nelly Mugo
   Departamento de obstetrícia e ginecologia
   Universidade de Nairobi
   Telefone: 020-2726360.
4. DR. Gichuhi Wanyoike
   Consultor obstetra/ginecologista
   Universidade de Nairobi
   Telefone: 020-2726360
5. **Conselho de Ética e Investigação da KNH/UON**
   Hospital Nacional Kenyatta
   Telefone: 020-2726300 Ext44102.

**Declaração e assinatura dos participantes**

O estudo acima descrito foi-me explicado. Tive a oportunidade de fazer perguntas e sinto-me satisfeito por dar o meu consentimento informado para participar neste estudo. Se, no futuro, desejar colocar alguma questão sobre o estudo, posso contactar o investigador através dos contactos fornecidos.

Assinatura do participante/impressão do polegarData

Assinatura da testemunha/in

formanteData

Número de telemóvel (facultativo) ____________________

**Apêndice 2**

**Questionário**

**Data** ______________________

Número de estudo do doente ______________________

SECÇÃO A: CARACTERÍSTICAS SÓCIO-DEMOGRÁFICAS

1. Qual é a sua idade em anos completos? __________
2. Qual é o seu nível de educação mais elevado?

Nenhum (sem educação formal)
Primário
Secundário
Colégio/universidade

qual é o seu estado civil atual?
Individual
Casado
Divorciado/separado
Viúvo(a) em coabitação

3. Qual é a sua profissão atual?

Mulher doméstica

Estudante
Trabalhador por conta própria
Emprego formal
Trabalhador ocasional
Desempregado

5. Já foi tratado de uma doença/problema crónico dos rins ou da bexiga?

Sim
Não
Não sei.

6a. Quantas vezes esteve grávida? ______________________

6b. Destas gravidezes, quantas terminaram antes dos 7 meses (28 semanas)?

7. Quantos filhos vivos tem? ____________________________

8. Quando foi o seu último período menstrual normal ? ___________ GBD =

9. Já foi submetido a alguma das seguintes operações?

10. Foi-lhe dito que tem uma infeção de urina durante a gravidez?

    Sim
    Não
    Não sei

11. Sofre de diabetes?

    Sim
    Não
    Não sei

11. Sintomas urinários genitais.

    a. Tem dores ao urinar? ________________________
    b. Tem algum corrimento que mancha as suas roupas interiores?
    c. Tem comichão na zona genital? ____________________
    d. Tem alguma hemorragia do canal de parto? _______________

12. Sinais físicos

| Parameter | Present | Absent |
|---|---|---|
| Fever | | |
| Pallor | | |
| Abdominal tenderness | | |
| Vaginal discharge | | |

**APÊNDICE 3:**

**RESULTADO LABORATORIAL**

**Doentes estudo n:**

**Microscopia de urina**

Cristais

Leucócitos

Bactérias

Células epiteliais

Elencos

Células de levedura

**Resultados da análise da urina**

Glicose

Bilirrubina

Cetonas

Proteína

Sangue

Urobilinogénio

Leucócitos

Nitritos

PH

**Resultado da cultura de urina**

E. Coli

Klebshiella spp

Proteus spp

Citrobacter spp

Enterococcus spp

Staphylococcus spp

**Resultados da sensibilidade aos medicamentos** Augmentin Cefuroxima Ceftriaxona Ampicilina Gentamicina Meropenem imepenem Nitrofurantoína ceftazidima

## Índice

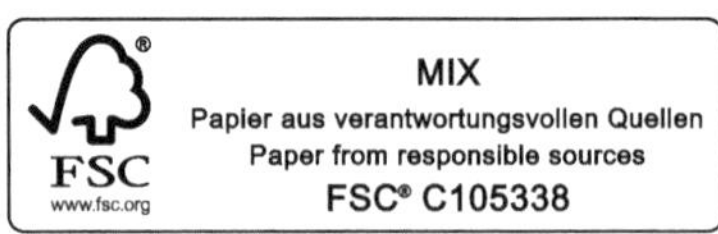


Printed by Books on Demand GmbH, Norderstedt / Germany